BEI GRIN MACHT SICH IHR WISSEN BEZAHLT

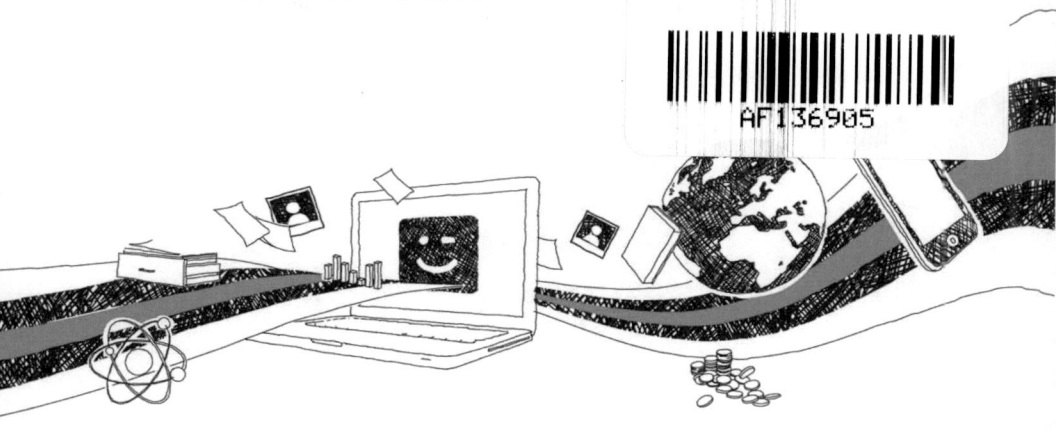

AF136905

- - Wir veröffentlichen Ihre Hausarbeit,
  Bachelor- und Masterarbeit

- - Ihr eigenes eBook und Buch -
  weltweit in allen wichtigen Shops

- - Verdienen Sie an jedem Verkauf

Jetzt bei www.GRIN.com hochladen und kostenlos publizieren

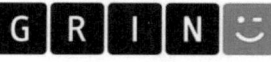

Der Einfluss von arbeitsbedingtem Stress auf die psychische Gesundheit

Olivier Speckert

Bibliografische Information der Deutschen Nationalbibliothek:

Die Deutsche Nationalbibliothek verzeichnet diese Publikation in der
Deutschen Nationalbibliografie; detaillierte bibliografische Daten sind
im Internet über http://dnb.d-nb.de abrufbar.

ISBN: 9783346841049
Dieses Buch ist auch als E-Book erhältlich.

© GRIN Publishing GmbH
Nymphenburger Straße 86
80636 München

Druck und Bindung: Books on Demand GmbH, Norderstedt Germany
Gedruckt auf säurefreiem Papier aus verantwortungsvollen Quellen

Das Buch bei GRIN: https://www.grin.com/document/1338574

Hamburger Fern-Hochschule

B.Sc. Psychologie

Hausarbeit
Der Einfluss von arbeitsbedingtem Stress auf die psychische Gesundheit

Modul Arbeits- und Gesundheitspsychologie II (AG2)

Frühlingssemester 2022

von

Olivier Speckert

28.01.2023

Inhaltsverzeichnis

1 Einleitung

Laut einer TK-Stressstudie von 2021, nimmt der Stress in der Bevölkerung seit 2013 immer weiter zu. 25% aller Befragten fühlen sich 2021 häufig oder extrem gestresst. Häufiger Stress führt zu körperlichen Gesundheitsproblemen sowie psychischen Beschwerden und Erschöpfung (TK-Stressstudie, 2021, S. 44). Mit zunehmender Stressbelastung steigen auch die physischen und psychischen Beeinträchtigungen an (Werdecker & Esch, 2019, S. 1). Stressreaktionen an sich sind erst einmal nicht gesundheitsschädigend, sondern stellen eine sinnvolle und wichtige Fähigkeit dar, um entsprechende Leistung abzurufen und das Überleben zu sichern (Werdecker & Esch, 2019, S. 9). 2013 erfolgte eine Klarstellung im Arbeitsschutzgesetz: Psychische Belastung bei der Arbeit stellt einen Gefährdungsfaktor dar (Schütte & Beermann, 2020, S. 18). Steht die Frage nach den Stressursachen im Raum, so steht die Arbeit (Schule, Studium, Ausbildung inklusive) an erster Stelle. „[D]ie Arbeit stresst am meisten und mehr Arbeit stresst mehr [...]." (TK-Stressstudie, 2021, S. 44). Der Stressreport der Bundesanstalt für Arbeitsschutz und Arbeitsmedizin kam schon 2019 zum Schluss, dass sich ein verstärktes öffentliches Interesse an psychischer Beanspruchung und Belastung feststellen lässt (BAuA, 2020, S. 10). Laut dem Stressreport 2019 der Bundesanstalt für Arbeitsschutz und Arbeitsmedizin, lässt sich bei den psychischen Anforderungen festhalten, dass sich Merkmale der Arbeitsintensität nach wie vor auf hohem Niveau befinden und die meiste Verbreitung innerhalb der psychischen Arbeitsanforderungen darstellen. Obschon signifikante Rückgänge bei Merkmalen wie „sehr schnell arbeiten müssen" oder „hoher Termin- und Leistungsdruck" zu verzeichnen sind, hat sich die subjektiv wahrgenommene Belastung durch diverse Arbeitsanforderungen bedeutsam erhöht (Lohmann-Haislah, Genth, Leistner & Jankowiak, 2020, S. 161). Aufgrund der Coronapandemie hat sich die Aufmerksamkeit und das Interesse in Politik und Gesellschaft an psychischer Belastung nochmals verschärft (BAuA, 2020, S. 10).

In dieser Arbeit wird der Frage nachgegangen, inwiefern berufsbedingter Stress die psychische Gesundheit beeinflusst. Im ersten Teil dieser Arbeit werden die Termini Stress, Belastung und Beanspruchung genauer betrachtet und einige Modelle der Stressentstehung erläutert. Die Wirkungen und Folgen dessen sind Teil der zweiten Hälfte, wobei diese innerhalb des beruflichen Kontextes betrachtet werden. Dies schliesst auch präventive Massnahmen wie psychologisches Empowerment mit ein. Abschliessend werden Ressourcen betrachtet, welche die Auswirkungen von Stressoren und Beanspruchung mildern können.

2 Stress, Belastung und Beanspruchung

Die Termini „Stress", „Belastung" und „Beanspruchung" sind im Alltag häufig Synonyme für ein und dasselbe Phänomen. Übersteigen Anforderungen ein gewisses Mass, empfinden wir dies als belastend. Die durch Stressoren gestörte Homöostase führt zu einer Anpassungsreaktion, welche eine temporäre Steigerung der Leistungsfähigkeit mit sich bringt, um die bedrohliche Situation zu meistern (BzgA, 2022). Einer Forsa-Umfrage aus 2021 zufolge, nimmt der Stress in Deutschland immer weiter zu. Mehr als jede*r Vierte ist demnach häufig gestresst (zum Vergleich: 2013 war es noch rund jede*r Fünfte), wobei Frauen häufiger unter extremem Stress leiden als Männer. Die Hauptverursacher sind dabei Arbeit, Selbstansprüche und Erkrankungen im nahen Umfeld. Obwohl erwerbstätige Menschen allgemein gestresster sind als nicht erwerbstätige, sind nicht erwerbstätige Frauen im Schnitt gleich stark gestresst, wie erwerbstätige Männer. Dies ist auf die Belastung durch Haus-, Erziehungs- und Care-Arbeit zurückzuführen (Techniker Krankenkasse, 2021, S. 4).

2.1 Belastungs-Beanspruchungs-Modell

Lesen oder das Lenken eines Wagens sind als Belastungen zu verstehen. Die Folgen daraus sind Beanspruchungen. Beim Lesen könnten dies Müdigkeit oder Kopfschmerzen sein, beim Autofahren Schweissausbrüche und erhöhter Blutdruck (Neuner, 2019, S. 13). Nach Schaper definieren sich Belastungen vorrangig durch unterschiedliche und vielfältige Umweltfaktoren, wie Lärmemissionen oder Unterbrechungen in Arbeitsabläufen und wirken sich entsprechend auf den und im Menschen aus. Schaper bezeichnet diesen Vorgang als Beanspruchung, der sich beispielsweise in Form von Erschöpfung, Aufregung oder mangelnder Motivation äussert. Beanspruchung wird, rein physiologisch betrachtet, durch die Aktivierung der Körperfunktionen ausgelöst, was sich wiederum in physiologischen und endokrinen Veränderungen zeigt. Hinweise auf die Intensität der Beanspruchung können durch Blutdruckmessungen oder Messungen von Hormonausschüttungen identifiziert werden. Allerdings hängt diese nicht nur von Dauer und Höhe der Belastung ab, sondern auch von individuellen Faktoren, wie beispielsweise dem Ermüdungsgrad oder den individuellen Copingstrategien (Schaper, 2018, S. 574). Belastungen und Beanspruchungen sind aber auch eine natürliche Erscheinung, wie zu Beginn dieses Abschnitts schon beschrieben, und nicht automatisch gesundheitsgefährdend. Relevant ist hierbei die individuelle Eigenart der Faktoren, wie Intensität und Dauer, kombiniert mit den individuellen Ressourcen des Individuums, welche über Opportunität oder Überforderung entscheidet (Neuner, 2019, S. 13). Positive Faktoren, also psychologische Anforderungen, sollten genauso wie negative Faktoren identifiziert werden, um anschliessend darauf aufbauend, beanspruchungsoptimale Arbeitsplätze zu gestalten (Kauffeld, Ochmann & Hoppe, 2019, S. 310). Nach der DIN EN ISO 10075-1 wird der Begriff „psychische Belastung" ausschliesslich im Singular verwendet, da die Gesamtheit aller Belastungsfaktoren, die von aussen auf den Menschen wirken, miteinbezogen werden (Ferreira & Vogt, 2022, S. 204).

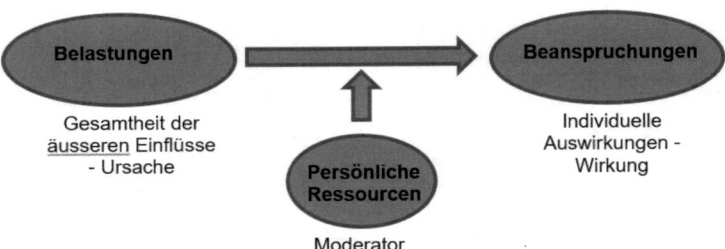

Abb. 1: Belastungs-Beanspruchungs-Modell (Eigene Darstellung, in Anlehnung an Neuner, 2019, S. 14)

2.2 Belastungsfaktoren

Belastungen, welche sich in der Arbeitswelt ergeben, lassen sich vielfältig gruppieren. Kauffeld et al. bedienen sich dem allgemeinen Rahmenkonzept nach McGrath, das Belastungen in drei Bereiche klassifiziert: Den sozialen, den persönlichen und de materiell-technischen Bereich. Belastungen können in all diesen Bereichen auftreten, wobei im materiell-technischen Bereich Lärm eine mögliche Belastung darstellt, im sozialen Bereich wären dies soziale Konflikte, und im persönlichen Bereich könnte eine Überängstlichkeit eine mögliche Belastung darstellen. Innerhalb dieser Bereiche können auch Interaktionen entstehen, wie beispielsweise eine Interaktion in den materiell-technischen und sozialen Bereichen, die eine soziale Isolation zur Folge haben kann. In den sozialen und persönlichen Bereichen können Rollenkonflikte entstehen und in den materiell-technischen und persönlichen Bereichen können aufgrund vorgegebener Arbeitsaufgaben möglicherweise Über- oder Unterforderungen entstehen (Kauffeld et al., 2019, S. 311). Reizorientierte Stressmodelle gehen aufgrund erweiterter Ansätze, welche sich mit kritischen Lebensereignissen befassen, davon aus, dass Belastungsfaktoren erst zu Stressoren werden, wenn neben der Belastung auch persönliche Ziele bedroht werden, also die Belastungsfaktoren eine aversive Form annehmen. Jedoch werden interindividuelle Unterschiede in Bewertung und Bewältigung nicht berücksichtigt (Schaper, 2018, S. 577).

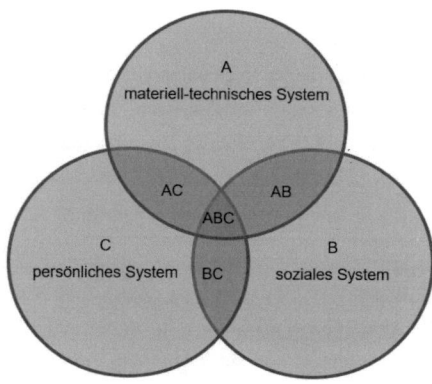

Abb. 2: Bereiche von Belastungsfaktoren (Kauffeld et al. 2019, S. 311)

2.3 Stress

Die durch Stressoren ausgelösten negativen Spannungszustände stellen den Kern der Stressdefinition dar, wobei Stressoren allgemein als psychische Stimuli aufgefasst werden, die zu Stressreaktionen führen. Weiter werden auch Faktoren wie Qualität, Intensität und die Dauer der individuellen Empfindungen sowie die individuellen Erwartungen und Bewertungen bezüglich der Stressoren berücksichtigt. In der Forschung wird dabei vordergründig negativ konnotierter Stress (Distress) betrachtet. Stressoren und Stressreaktionen unterscheiden sich demnach von Belastungen und Beanspruchungen dadurch, dass sich letztere auch auf angenehme Stimuli und Zustände beziehen können. Stress entsteht aus der Befürchtung, dass eine länger andauernde, aversive und zeitlich nahe Situation nicht vollständig kontrollierbar ist und deren Abwendung oder Vermeidung von subjektiver Relevanz ist (Schaper, 2018, S. 575). Stressempfinden ist daher also etwas sehr individuelles und wird aufgrund physischer und psychischer Beschaffenheit sowie sozialer, emotionaler und kognitiver Kompetenzen bzw. Ressourcen individuell bewertet resp. bewältigt. Auch gehen bisherige Erkenntnisse davon aus, dass geschlechterspezifische Unterschiede bestehen. Mangelnde Beförderung, fehlende Anerkennung, Konkurrenzverhalten, Zeitdruck, geringe Handlungs- und Entscheidungsspielräume und Monotonie stellen typisch männliche Stressoren dar, wobei zusammengefasst von fehlender Kontrolle als Hauptstressor bei Männern gesprochen werden kann. Bei Frauen hingegen lassen sich Doppelbelastung durch Beruf und Familie sowie Störungen der Harmonie als Hauptstressoren identifizieren (Rusch, 2019, S. 6 - 7).

2.3.1 Transaktionales Stressmodell

Das Stressmodell nach Lazarus zählt zu den einflussreichsten Stressmodellen und beschreibt, wie subjektive, kognitive Bewertungen Stress auslösen. Nach Kauffeld et al. (2019, S. 315) sowie Becker-Carus & Wendt (2017, S. 560) unterscheidet Lazarus im transaktionalen Stressmodell zwei Bewertungsarten, die als nachfolgende Stufen kognitiver Bewertung verstanden werden, welche auch im Wechsel stattfinden können:

1. Primäre Bewertung (primary appraisal): Dies meint die erste Auseinandersetzung mit dem Stressor. Hierbei wird beurteilt, ob es sich um einen irrelevanten oder stressenden Reiz handelt. Dabei kann sich Stress in drei Formen zeigen: Schädigung, Bedrohung oder Herausforderung. Wird die Situation als bedrohlich oder schädigend beurteilt folgt, die sekundäre Bewertung.

2. Sekundäre Bewertung: (secondaiy appraisal): Hierbei werden die zur Verfügung stehenden individuellen körperlichen, psychischen, physischen und sozialen Ressourcen zur Bewältigung bewertet. Auf dieser Grundlage basiert anschliessend das Bewältigungsverhalten.

Die Konsequenz aus diesen Bewertungen zeigt sich im erlebten Stress, welcher auch während der Stressbewältigung fortbesteht, bis eine effektive Copingstrategie gefunden ist. Bei erfolgreicher Bewältigung besteht die Wahrscheinlichkeit, dass aufgrund einer Neubewertung der Situation, zukünftige ähnliche Situationen weniger Stress auslösen (Kauffeld et al., 2019, S. 316).

2.3.2 Job Demand-Control Model

Laut der Bundeszentrale für gesundheitliche Aufklärung (2022, o.S.) beschreibt das Job Demand-Control Model (Anforderungs-Kontroll-Modell) von Karasek ein ursprünglich zweidimensionales Modell, welches Arbeitsanforderungen und Entscheidungsspielräume enthält. Hierbei wird der Fokus auf Stress im sozialen Kontext gelegt, z.B. im Arbeitsalltag sowie soziale Bewältigungsressourcen. Bei einer Disbalance zwischen Anforderungen der beruflichen Tätigkeit und den gegebenen Kontrollmechanismen entsteht Stress, welcher durch mangelnde soziale Ressourcen verschärft wird (BZgA, 2022, o.S.), bzw. entsteht durch das Zusammenwirken von Anforderungen und Entscheidungsmöglichkeiten eine so genannte Fehlbeanspruchung. Beispielsweise weisen einfache Tätigkeiten häufig eine sehr geringe Einflussnahme auf. Wenn zusätzlich hohe Anforderungen, wie z.B. Akkordarbeit, gestellt werden, dann führt diese Kombination zu einer Fehlbeanspruchung bzw. einer Stressbelastung. Das Job Demand-Control Model wurde um soziale Unterstützung als dritte Dimension erweitert, welche als eine Art Puffer fungiert, der die Auswirkungen ungünstiger Arbeitsbedingungen mildert Neuner, 2019, S. 17).

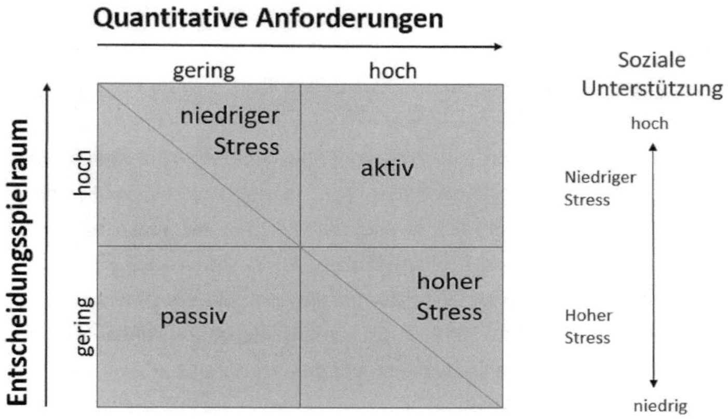

Quantitative Anforderungen

	gering	hoch	Soziale Unterstützung
hoch	niedriger Stress	aktiv	hoch ↑ Niedriger Stress
gering	passiv	hoher Stress	Hoher Stress
			niedrig ↓

Entscheidungsspielraum

Abb. 3: Erweitertes Job Demand-Control Model (BzgA, 2022).

Das erweiterte Job Demand-Control Model legt nahe, dass Gesundheit im Arbeitsplatzkontext massgeblich von Belastungen und Ressourcen abhängig ist (Turgut et al., 2014, S. 142).

3 Wirkungen und Folgen psychischer Anforderungen und Belastungen

Aus arbeitswissenschaftlichem Blickwinkel sollten bestehende Belastungen im Kontext zwischenarbeitszeitlicher Belastungsfaktoren reduziert werden. Ergebnisse aus dem Stressreport 2019 machen deutlich, dass beispielsweise Arbeitszeit einen zentralen Faktor darstellt: „Die Arbeitszeit bestimmt (a) wie lange Beschäftigte unterschiedlichen Belastungsformen ausgesetzt sind, (b) wie viel Zeit zur Erholung, Ruhe und Wiederherstellung der Ressourcen zur Verfügung steht, (c) welche Möglichkeiten zur sozialen Teilhabe innerhalb der Woche sowie am Wochenende bestehen und damit (d) auch die Zufriedenheit mit der Passung von Arbeit- und Privatleben" (Rothe, 2020, S. 13). Die Tragweite psychischer Erkrankungen zeigt sich in der Veränderung der Arbeitsunfähigkeitstage. Die Techniker Krankenkasse weist im Jahr 2017 psychische Störungen als die Kategorie mit der zweitgrössten Anzahl an Arbeitsunfähigkeitstagen aus, noch vor Erkrankungen des Atemsystems. Auch die DAK bestätigt dieselbe Rangfolge im Jahr 2017. In den letzten 10 Jahren haben sich laut DAK-Analyse die Ausfalltage aufgrund psychischer Störungen mehr als verdreifacht. Wobei die Anzahl der

Arbeitsunfähigkeitstage mit zunehmendem Alter kontinuierlich ansteigt (Schaff, 2019, S. 309 - 310).

3.1 Belastung am Arbeitsplatz

Kaufmann et al. unterschieden schon 1982 mögliche Folgen von Belastungen zwischen kurzfristigen Folgen, z.B. Ermüdung, und langfristigen Folgen, wie Depression. Auf der anderen Seite unterscheiden sie zwischen der psychischen, physischen und Verhaltensebene. Neben einer Abnahme der Arbeitszufriedenheit können auch erhebliche gesundheitliche und psychische Konsequenzen entstehen. Je höher z.b. der objektiv bewertete Workload war, umso häufiger wurde bei Beschäftigten Depression diagnostiziert. Des Weiteren zeigt sich auch ein negativer Zusammenhang zwischen der möglichen Einflussnahme und der Depressitivätsrate (Kauffeld et al., 2019, S. 321). Arbeitsintensität als bedeutsamer Stressor zeigt beispielhaft, wie eine Zunahme der Arbeitsintensität zu einem Mehr an psychosomatischen Beschwerden führt. In der Umfrage der Bundesanstalt für Arbeitsschutz und Arbeitsmedizin von 2018 gaben 60% der Befragten an, dass oft verschiedene Arbeiten gleichzeitig durchgeführt werden, 48% berichten von häufigem Termin- und Leistungsdruck, 46% werden häufig gestört und unterbrochen, und 16% bewegen sich gar an der Grenze der Leistungsfähigkeit. Bei Beschäftigten, welche von allen oben genannten Merkmalen betroffen sind, klagen 49% über vielfältige physische und psychische Beschwerden (Rothe, 2021, S. 52 - 53). Stressoren gehen mit physischen oder psychischen Aufwendungen einher, beeinflussen erwartete betriebliche Arbeitsergebnisse negativ, oder Überfordern das Leistungsvermögen der Beschäftigten (Rothe, Beermann, Schütte, Windel, Grewer, Lenhardt, Michel, Thomson & Formazin, 2017, S. 21).

3.2 (Di-)Stress im Beruf

Arbeit und Stress hängen generell zusammen. Bei Berufstätigen besteht ein signifikant höheres Stresslevel als bei nicht Berufstätigen. Jedoch existieren zwischen Vollzeit- und Teilzeitarbeitenden bezüglich des Stresserlebens nur geringfügige Unterschiede. Ein signifikanter Unterschied zeigt sich jedoch in Bezug auf die wöchentliche Arbeitszeit: Je höher die wöchentliche Arbeitszeit, desto höher der erlebte Stress. Bei einer Wochenarbeitszeit von 30 – 40 Stunden berichten lediglich 22% der männlichen Befragten von häufigem Stress, während hingegen bei einer Wochenarbeitszeit von 41 – 50 Stunden der Anteil auf 43% steigt, was beinahe eine Verdoppelung darstellt (Techniker Krankenkasse, 2021, S. 20). Stress stellt in reizorientierten Ansätzen eine unabhängige Variable dar, welche durch die Belastungsfaktoren definiert wird. Psychologische

Anforderungen, wie in Abschnitt 2.1 angemerkt, stellen positive Faktoren von Arbeitsbedingungen dar, z.b. Entscheidungsspielräume in Arbeitsabläufen, welche selbständiges Denken und eine Verbesserung der beruflichen Qualifikation bieten. Aber auch Kommunikations- und Kooperationsanforderungen, z.B. Abstimmungen oder Teamarbeit. Die psychischen Belastungen, welche bei der Bearbeitung der Aufgaben entstehen, stellen negative Faktoren dar, z.B. Zusatzaufwendungen, Hindernisse, Überforderungen durch monotone Arbeitsabläufe oder Zeitdruck (Schaper, 2018, S. 576). Zu den Top-Stressoren am Arbeitsplatz gehören zu viel Arbeit, Termindruck und Hetze. Knapp ein Drittel der Befragten berichten von zu viel Arbeit (32,3%) und Termindruck und Hetze (31,7%). Gefolgt von häufigen Unterbrechungen und Störungen (28,3%), Informationsüberflutung (22,5%) und schlechten Arbeitsbedingungen (19,4%) (TK-Stressstudie, 2021, S. 24).

3.3 Arbeitszufriedenheit

Arbeitszufriedenheit lässt sich als Einstellung definieren, die Erwerbstätigkeit in einer kognitiven und emotionalen Evaluation umfasst und als Aspekt individuellen Wohlbefindens innerhalb des Arbeitskontext betrachtet. Der Abbau sogenannter hindrance stressors (hinderliche Belastungen) sowie die Entwicklung von Ressourcen führen zu einer höheren Arbeitszufriedenheit (Turgut, Michel & Sonntag, 2014, S. 142). Der TK-Stressstudie 2021 zufolge sind die Top-Stressoren im Job „[Z]u viel Arbeit, Termindruck und Hetze, Unterbrechungen und Störungen, Informationsüberflutung und schlechte Arbeitsplatzbedingungen" (Techniker Krankenkasse, 2021, S. 4). Turgut et al. gehen von fünf Ebenen von Einflussfaktoren aus, welche gesundheitsrelevante Konstrukte umfassen: Arbeitsplatz (Arbeitsumgebung), Individuum (subjektive Wahrnehmung von Belastungen und Ressourcen), Team (Konflikte), Führung (Unterstützung und Motivation) und Organisation (Rahmenbedingungen). Sie kritisieren bei bisherigen Forschungsmodellen, die zwar einen integrativen Ansatz verfolgen, wie das Model of Organizational Health Development von Bauer und Jenny, das Organizational Health Framework von Cotton und Hart oder auch das ganzheitliche Managementkonzept des betrieblichen Arbeits- und Gesundheitsschutzes von Elke und Zimolong, lediglich zwei bis drei Ebenen betrachten. Die genannten fünf Ebenen haben einen bedeutsamen und klaren Einfluss auf die Gesundheit und das Wohlbefinden der Mitarbeitenden (Turgut et al., 2014, S. 141). Die Folgen von ungünstigen Arbeitsmerkmalen haben neben einer Verringerung der Arbeitszufriedenheit, auch nachhaltige gesundheitliche und psychische Konsequenzen (Kauffeld et al., 2019, S. 321).

Nach der Zwei-Faktoren-Theorie von Herzberg (1959) existieren zwei Kategorienklassen. Die Kontextfaktoren sind der Arbeit extrinsisch, z.B. Gehalt, Status, Führung, Beziehung zu den Mitarbeitern, Unternehmenspolitik, Arbeitsplatzsicherheit etc. und führen bei unzureichender Ausprägung zu Arbeitsunzufriedenheit (Nerdinger, 2018, S. 420). Diese Merkmale werden auch als „Hygienefaktoren", bezeichnet, was wiederum den Grundgedankten der Zwei-Faktoren-Theorie widerspiegelt: Ähnlich wie medizinische Hygiene Gesundheitsrisiken beseitigt, sollen Hygienefaktoren Unzufriedenheiten in der Arbeit verhindern (Nerdinger, 2018, S. 465). Die Kontentfaktoren andererseits sind Merkmale, welche mit dem Arbeitsinhalt verknüpft sind und Leistungsmotivation sowie Arbeitszufriedenheit erzeugen. Dies meint z.B. die Tätigkeit an sich, Anerkennung und Verantwortung übernehmen (Nerdinger, 2018, S. 420).

3.4 Psychologisches Empowerment

Das Konstrukt des psychologischen Empowerments, dass die Beschäftigten innerhalb ihrer Tätigkeit erfahren, stellt einen weiteren Faktor dar, der sich auf die Arbeitszufriedenheit auswirkt. Es existieren vier kognitive Bewertungen: Kompetenz, Bedeutsamkeit, Einfluss und Selbstbestimmung. (Kauffeld & Schermuly, 2019, S. 244). Hohes Bedeutsamkeitserleben führt dazu, dass die ausgeübte Tätigkeit als relevant und sinnvoll wahrgenommen wird, also die persönlichen Wertemuster und die notwendigen Werte für die berufliche Tätigkeit stimmen überein. Wenn Mitarbeitende nur diejenige Arbeit verrichten, die sie wirklich tun wollen, dann entspricht das Kompetenzerleben dem beruflichen Selbstwirksamkeitserleben. Selbstbestimmung wird durch Autonomie im Beruf erlebt. Dies beschreibt die Möglichkeit, über Arbeitszeit, -mittel und -prozesse selbständig entscheiden zu dürfen. Einfluss stellt das Gegenteil von erlernter Hilflosigkeit dar, sprich die erlebte Einflussnahme auf die Arbeit und Umgebung (Schermuly & Koch, 2019, S. 131 - 132). Eben genannte vier Facetten ergeben zusammen ein Konstrukt, welches metaanalytisch nachweisbar ist: Arbeitszufriedenheit ist das Kriterium, welches am stärksten mit psychologischem Empowerment korreliert ($r = .52$; unkorrigiert) (Kauffeld & Schermuly, 2019, S. 244) während Seibert und Kollegen 2011 einen signifikanten Zusammenhang zwischen psychischem Empowerment und psychischer Belastung nachweisen konnten ($r = -.28$).

Der günstige Einfluss von psychologischem Empowerment auf die mentale Gesundheit resp. auf Gesundheit im Allgemeinen, wird von verschiedenen Argumenten gestützt. In Bezug auf das transaktionale Stressmodell von Lazarus können berufliche Selbstwirksamkeit und eine gehaltvolle Tätigkeit wichtige

Ressourcen darstellen, während Selbstbestimmung und Einfluss die Bewältigungsmöglichkeiten erweitern. Wichtige Faktoren des psychologischen Empowerment-Konstrukts werden auch durch das Job Demand-Control-Model tangiert. Selbstbestimmung und Einfluss führen zu mehr Kontrollmöglichkeiten, was wiederum weniger Stress verursacht, wenn hohe Anforderungen gestellt werden (Schermuly & Koch, 2019, S. 133). Schermuly (2011) hat in einer Stichprobe 2011 mit 103 Probanden einen negativen Zusammenhang zwischen psychologischem Empowerment und Burnout nachgewiesen (Kauffeld & Schermuly, 2019, S. 245; Schermuly & Koch, 2019, S. 133).

3.5 Burnout

Unser heutiges Arbeitsleben ist geprägt von einem enormen Zeit- und Arbeitsdruck. Dem sind viele Beschäftigte nicht auf Dauer gewachsen. Krankenkassen verzeichnen seit Jahren hohe Anstiege in psychiatrischen und psychosomatischen Bereichen. Durch das Prinzip von immer höher, schneller, weiter, stossen viele Beschäftigte an Fähigkeits-, Leistungs- und Zeitgrenzen (Turgut et al., 2014, S. 143). Burnout definiert sich als Beanspruchungssyndrom, welches durch emotionale Erschöpfung, Depersonalisation und reduzierte Leistungsfähigkeit charakterisiert ist (Kauffeld et al., 2019, S. 323). Wobei psychische Ermüdung das Kernelement von Burnout darstellt und ein Gefühl chronischer Überforderung beschreibt und sich in anhaltender Müdigkeit präsentiert (Turgut et al., 2014, S. 143). In der ICD-10-Klassifikation wird Burnout unter der Diagnosegruppe Z73 in der Hauptdiagnosegruppe Z00-Z99 eingeordnet (Meyer, Maisuradze, & Schenkel, 2019, S. 471). Chronische Stressbelastung geht häufig mit depressiver Symptomatik, Schlafstörungen oder einem diagnostizierten Burnoutsyndrom einher (Werdecker & Esch, 2019, S. 347). Burnout kann aufgrund unterschiedlicher Faktoren entstehen und ist ein sehr komplexer Prozess. Hohes Leistungserwarten, hohe Identifikation und Involviertheit mit der Arbeit, Rollenkonflikte, mangelnde soziale Unterstützung und ineffiziente Bewältigungsstrategien und sind kennzeichnend für die Entstehung von Burnout (Kauffeld et al., 2019, S. 323ff). Die Zahl der Arbeitsunfähigkeitstage aufgrund der Diagnosegruppe Z73 hat sich zwischen 2009 und 2018 von 51,2 auf 120,5 Tage je 1.000 Versicherte erhöht. Eine bereinigte Hochrechnung der über 36 Mio. Versicherten bei der AOK geht von ca. 176.000 Menschen mit etwa 3,9 Mio. Fehltagen im Jahr 2018 aus. Hierbei zeigen sich deutliche Geschlechterunterschiede: Im Vergleich zu Männern sind Frauen mehr als doppelt so lange aufgrund eines Burnouts krankgeschrieben. Mit zunehmendem Alter steigt auch das Risiko, einer Krankmeldung aufgrund eines Burnouts (Meyer et al., 2019, S. 462).

4 Ressourcen

Im Umgang mit Stress erweist sich Handlungsspielraum als eine der wichtigsten Ressourcen. Jedoch ist diese Ressource sehr ungleichmäßig verteilt. Innerhalb einer Organisationsstruktur verfügen hauptsächlich Führungskräfte über viel Handlungsspielraum, während weibliche Angestellte ihre Arbeit zwar häufig selbst einteilen, jedoch im Vergleich zu ihren männlichen Kollegen, weniger über die Arbeitsmenge entscheiden können. Auch die soziale Unterstützung ist eine wichtige Ressource in der Konfrontation und Auseinandersetzung mit Stressoren und deren Folgen (Lohmann et al., 2020, S. 183 - 184.). Allgemein zählen Ressourcen zu den arbeitsbezogenen Faktoren, welche aufgebaut, und wo nötig ausgebaut werden sollen. Der Bundesanstalt für Arbeitsschutz und Arbeitsmedizin zufolge, zeigen sich Unterschiede innerhalb der individuellen Gesundheitsbeurteilung aufgrund der Möglichkeiten seine eigene Arbeit selbst zu planen und einteilen zu können. So beschreiben von 64% der Beschäftigten, welche ihre Arbeit selbst planen und einteilen können, 37% ihre Gesundheit als sehr gut oder ausgezeichnet. Hingegen beschreiben bei den 10%, welche über keinerlei Handlungsspielräume verfügen, nur 25% der Befragten ihre Gesundheit als sehr gut oder ausgezeichnet (Rothe., 2021, S. 54 - 55). Ressourcen können also präventiv bei der Vermeidung von Stressoren wirken und können auf individueller oder gesellschaftlicher und organisationaler Ebene gefördert werden. Die eben schon angesprochene soziale Unterstützung hilft, vorhandene Ressourcen auszubauen oder verfügbar zu machen, um Anforderungen oder persönliche Ziele zu erreichen (Werdecker & Esch, 2019, S. 5.). Dies zeigt sich beispielsweise durch Unterstützung von Vorgesetzten oder den Familien und Freundeskreis. Der Tätigkeitsspielraum, das Qualifikationspotenzial und Partizipationsmöglichkeiten decken den organisationalen Bereich ab (Kauffeld et al., 2019, S. 331). Auf individueller Ebene steht die Förderung von Persönlichkeitseigenschaften im Vordergrund, wie psychische Widerstandskraft, Selbstverpflichtung, Einfluss auf Lebenserfahrung zu nehmen, persönliches Veränderungsmanagement, Selbstwirksamkeit, Optimismus oder auch das Kohärenzgefühl (Werdecker & Esch, 2019, S. 6 - 7).

5 Fazit

Die Fähigkeit eines Individuums, sich an akute Stresssituationen anzupassen, ist vor allem auch langfristig betrachtet beschränkt. Chronische Überforderung der Adaptionsfähigkeit führt zu einer gestörten Homöostase, da der Organismus nicht mehr in der Lage ist, diese wieder herzustellen. Dies führt unweigerlich zu Schädigungen und Erkrankungen, wie z.b. Herz-Kreislauferkrankungen, Diabetes oder auch Kopf- und Rückenschmerzen sowie psychischen Erkrankungen (BzgA, 2022, S. 13). Die Gesunderhaltung der Beschäftigten ist gerade vor dem Hintergrund des demografischen Wandels in Bezug auf den sehr aktuellen Fachkräftemangel besonders relevant. Die Notwendigkeit, mit Personalressourcen nachhaltig und verantwortungsvoll umzugehen zeigt sich im Hinblick auf krankheitsbedingte Ausfälle und Kündigungen. Die Bekämpfung von Stress ist nicht nur eine gesellschaftliche, sondern auch eine wirtschaftliche Herausforderung, welche ganzheitlich betrachtet werden muss. Verhaltensorientierte Ansätze innerhalb der Betrieblichen Gesundheitsförderung ändern jedoch nichts an den Arbeitsbedingungen. Die Topstressoren aus den Stressreports des BAuA und der TK-Stressstudie zeigen ganz klar, dass alle im Zusammenhang mit Arbeitsbedingungen stehen. Die Gefährdung durch Stressoren muss also noch stärker in den Fokus gelangen. Im Zeitalter knapper Ressourcen, ist es unabdingbar, dass die psychosoziale Gefährdungsbeurteilung im Rahmen eines ganzheitlichen betrieblichen Gesundheitsmanagements öfter zum Einsatz kommt (TK-Stressstudie, 2021, S. 44 - 45). Die nachhaltige Optimierung von Arbeitsabläufen unter Einhaltung der Leistungsfähigkeit der Beschäftigten und die Verbesserung der Qualität der Arbeitsgestaltung resp. der Bedingungen sollte im Interesse beider Seiten eines Arbeitsverhältnisses liegen, da alle davon gleichermassen profitieren (Neuner, 2019, S. 141). Schlussendlich begünstigt dauerhafter Stress die Entstehung eines Teufelskreises aus Enttäuschung und zusätzlicher Anstrengung, um die Enttäuschung zu überwinden. Dies wiederum führt dazu, dass die dringend benötigte Zeit zur psychischen und physischen Regeneration nicht mehr zur Verfügung steht. Dieser Zustand, bestehend aus reduzierter Leistungsfähigkeit, Depression, Desillusionierung und Apathie, beschreibt im Wesentlichen das Burnout-Syndrom (Rusch, 2019, S. 55).

Literaturverzeichnis

Becker-Carus, C & Wendt, M., (2017). *Allgemeine Psychologie.* 2. Auflage. Berlin: Springer

Bundeszentrale für gesundheitliche Aufklärung BZgA (2022). *Stress und Stressbewältigung.* DOI 10.17623/BZGA:Q4-i118-2.0

Ferreira, Y. & Vogt, J. (2022) Psychische Belastung und deren Herausforderungen. *Zeitschrift für Arbeitswissenschaft,* 76, 202–219. DOI 10.1007/s41449-021-00292-5

Kauffeld, S. & Schermuly, C. C. (2019). Arbeitszufriedenheit und Arbeitsmotivation. In S. Kauffeld (Hrsg.), *Arbeits-, Organisations- und Personalpsychologie für Bachelor.* 3. Auflage. (S. 237 - 257). Berlin: Springer.

Kauffeld, S., Ochmann, A. & Hoppe, D. (2019). Arbeit und Gesundheit. In S. Kauffeld (Hrsg.), *Arbeits-, Organisations- und Personalpsychologie für Bachelor* (3. Aufl.). (S. 305 - 350). Berlin: Springer.

Lohmann-Haislah, A., Genth, T., Leistner, W. & Jankowiak, S. (2020). Zahlen, Daten, Fakten. In BAuA (Hrsg.) *Stressreport Deutschland 2019. Psychische Anforderungen, Ressourcen und Befinden,* 158-220. DOI 10.21934/baua:bericht20191007

Nerdinger, F. W. (2018). Arbeitsmotivation und Arbeitszufriedenheit. In W. Friedemann, G. H. Nerdinger, & N. Schaper (Hrsg.), *Arbeits- und Organisationspsychologie.* 4. Auflage. (S. 464 - 484). Berlin: Springer.

Neuner, R. (2019). *Psychische Gesundheit bei der Arbeit. Gefährdungsbeurteilung und Betriebliches Gesundheitsmanagement.* 3. Auflage. Wiesbaden: Springer.

Rothe, I. (2020). Schlüsselfaktoren für die Gestaltung gesundheitsgerechter Arbeit. In BAuA (Hrsg.) *Stressreport Deutschland 2019. Psychische Anforderungen, Ressourcen und Befinden,* 11-15. DOI 10.21934/baua:bericht20191007

Rothe, I. (2021). Psychische Gesundheit in der Arbeitswelt: Bundesanstalt für Arbeitsschutz und Arbeitsmedizin (BAuA) Stressreport 2019. In P. Weiss & P. Brieger (Hrsg.) *Psychische Gesundheit fördern, Teilhabe an Arbeit sichern.* (S. 50 - 59). Bonn: Aktion Psychisch Kranke

Rothe, I., Adolph, L., Beermann, B., Schütte, M., Windel, A., Grewer, A., Lenhardt, U., Michel, J., Thomson, B. & Formazin, M. (2017). *Psychische Gesundheit in der Arbeitswelt. Wissenschaftliche Standortbestimmung.* DOI 10.21934/baua:bericht20170421

Rusch, S. (2019). *Stressmanagement. Ein Arbeitsbuch für die Aus-, Fort- und Weiterbildung.* 2. Auflage. Berlin: Springer

Schaff, A. (2019). Arbeit 4.0: Risiken für die psychische Gesundheit. In B. Hermeier, S. Fichtner-Rosada & T. Heuptel (Hrsg.). *Arbeitswelten der Zukunft. Wie die Digitalisierung unsere Arbeitsplätze und Arbeitsweisen verändert.* (S. 303 - 320). DOI 10.1007/978-3-658-23397-6

Schaper, N. (2018). Wirkungen der Arbeit. In W. Friedemann, G. H. Nerdinger, & N. Schaper (Hrsg.), *Arbeits- und Organisationspsychologie.* 4. Auflage. (S. 574 - 598). Berlin: Springer.

Schermuly, C. C. & Koch, J. (2019). New Work und psychische Gesundheit. In B. Badura, A. Ducki, H. Schröder, J. Klose & M. Meyer (Hrsg.), *Fehlzeiten-Report 2019. Digitalisierung - gesundes Arbeiten ermöglichen.* (S. 127 - 138). Berlin: Springer

Schrödel, J. & Winter, W. (2019). Wie erholt ist Bayern? - Ergebnisse einer repräsentativen Erwerbstätigenbefragung. In B. Badura, A. Ducki, H. Schröder, J. Klose & M. Meyer (Hrsg.), *Fehlzeiten-Report 2019. Digitalisierung - gesundes Arbeiten ermöglichen.* (S. 127 - 138). Berlin: Springer

Schuller, K. & Schulz-Dadaczynski, A. (2022). Arbeitsgestaltung bei hoher Arbeitsintensität und Zeit- und Leistungsdruck. Herausforderungen und Herangehensweisen im Rahmen der Gefährdungsbeurteilung psychischer Belastungen. *Zeitschrift für Arbeits- und Organisationspsychologie,* 66 (4), 198–212. DOI 10.1026/0932-4089/a000396

Schütte, M. & Beermann, B. (2020). Zum Hintergrund: Ergebnisse des Projekts Psychische Gesundheit in der Arbeitswelt. In BAuA (Hrsg.) *Stressreport Deutschland 2019. Psychische Anforderungen, Ressourcen und Befinden*, 18-25. DOI 10.21934/baua:bericht20191007

Techniker Krankenkasse. (2021). *Entspann dich, Deutschland! - TK Stressstudie 2021.* Verfügbar unter: https://www.tk.de/presse/themen/praevention/gesundheitsstudien/tk-stressstudie-2021-2116458?tkcm=ab [29.10.2022]

Turgut, S., Michel, A. & Sonntag, K. (2014). Einflussfaktoren emotionaler Erschöpfung und Arbeitsunzufriedenheit. *Zeitschrift für Arbeits- und Organisationspsychologie*, 58 (3), 140 - 154. DOI 10.1026/0932-4089/a000150

Werdecker, L. & Esch, T. (2019). Stress und Gesundheit. In R. Haring (Hrsg.), *Gesundheitswissenschaften*. (S. 347 - 359) DOI 10.1007/978-3-662-58314-2_33

Meyer, M., Maisuradze, M. & Schenkel, A. (2019). Krankheitsbedingte Fehlzeiten in der deutschen Wirtschaft im Jahr 2018 - Ein Überblick. In B. Badura, A. Ducki, H. Schröder, J. Klose & M. Meyer (Hrsg.), *Fehlzeiten-Report 2019. Digitalisierung - gesundes Arbeiten ermöglichen*. (S. 413 - 476). Berlin: Springer

BAuA (2020). *Stressreport Deutschland 2019. Psychische Anforderungen, Ressourcen und Befinden*. DOI 10.21934/baua:bericht20191007

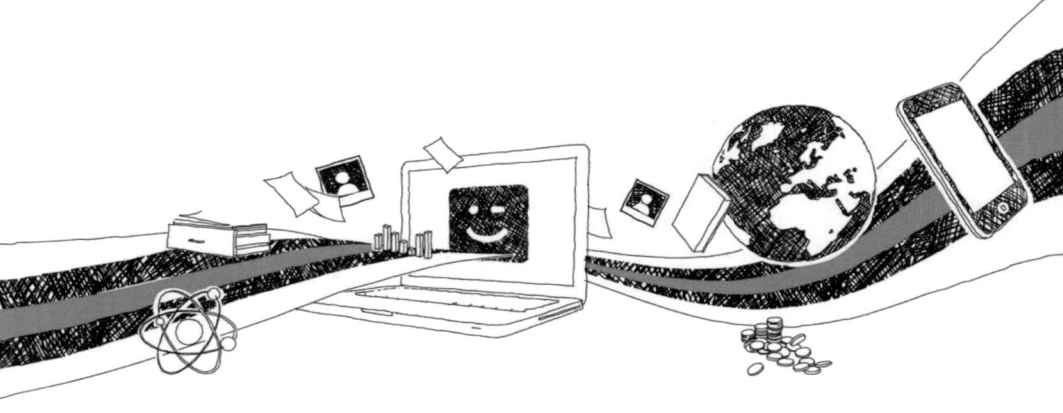
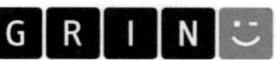